Dʳ A. MENGEAUD

(DE NICE)

LICENCIÉ ÈS-SCIENCES

Officier d'Académie

Principales Maladies

traitées par

l'Électricité Médicale

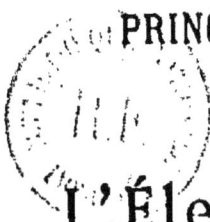

PRINCIPALES MALADIES

TRAITÉES PAR

L'Électrothérapie

Dʳ A. MENGEAUD

(DE NICE)

ENCIÉ ÈS - SCIENCES

Officier d'Académie

PRINCIPALES MALADIES

TRAITÉES PAR

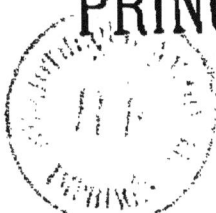

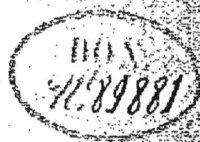

L'Électrothérapie

NICE

IMP. J. VENTRE & Cᵒ

Rue de la Préfecture, 6

1897

OUVRAGES DU MÊME AUTEUR

—

Étude sur la Trichine et la Trichinose.

Homologie, au point de vue embryogénique, physiologique, et thérapeutique entre le larynx et les organes génitaux.

Derniers traitements de la Diphtérie employés dans les hôpitaux de Paris, de 1888 à 1893.

Principales maladies des femmes traitées par l'électrothérapie dans les cliniques et les hôpitaux de Paris.

AVANT-PROPOS [1].

Ne demander à l'électricité que ce qu'elle peut donner : voilà la base fondamentale de tout traitement électrothérapique. Vouloir traiter toutes ou presque toutes les maladies par l'électricité, c'est discréditer un procédé scientifique qui, appliqué par des mains expérimentées et consciencieuses, peut donner dans beaucoup de cas, des résultats merveilleux.

Mais il faut que le praticien qui veut employer l'électrothérapie, connaisse à fond cette science.

Comme je l'ai dit dans mon opuscule *sur les maladies des femmes traitées par l'électricité*, il doit non-seulement savoir calculer la densité et l'intensité des courants, mesurer la résistance que les divers tissus présentent à ces courants, mais connaître aussi leur forme

[1] J'ai vu appliquer la plupart des traitements indiqués dans cette brochure, dans quelques hôpitaux de Paris (Salpêtrière, St-Louis, Bichat).

et la courbe que les ondes électriques décrivent dans les tissus.

L'électricité statique, les courants faradiques, galvaniques, sinusoïdaux, de haute fréquence donnent lieu à des résultats bien différents. L'électrolyse, la cataphorèse exigent des connaissances chimiques assez complètes.

L'électro-diagnostic doit être l'objet d'une étude spéciale. Dans les névrites, les dégénérescences musculaires, il faut savoir bien préciser quel est le nerf et le muscle malades. Pour cela il faut connaître les *points-moteurs* de chaque muscle, les effets de l'excitabilité faradique et galvanique du muscle et du nerf, il faut savoir produire dans un muscle atrophié cette contraction paresseuse et lente découverte par Erb et désignée sous le nom de *réaction de dégénérescence*.

D'une façon générale, nous pouvons dire que l'électricité statique donne des résultats merveilleux dans les maladies *par ralentissement de la nutrition*, telles que l'arthritisme et toutes ses manifestations (goutte, rhumatisme, diabète, etc.). Dans ce cas l'électricité active les combustions ; l'oxygène est absorbé en plus grande quantité et l'acide carbonique est exhalé aussi en quantité bien plus considérable. Dans l'urine il se forme beaucoup plus d'urée et beaucoup moins d'acide urique.

Dans les maladies nerveuses, les résultats sont plus médiocres. Dans l'ataxie, peu de résultats sauf contre l'élément douleur ; dans les névralgies, les névrites, les paralysies, les résultats sont variables.

Dans les *atonies musculaires*, les courants faradiques et galvaniques peuvent donner de bons résultats en réveillant la contractilité de la fibre musculaire, c'est de cette façon qu'on obtient des améliorations notables dans les *dilatations d'estomac*, les *constipations opiniâtres*, dues à un relachement de la couche musculaire de l'estomac ou de l'intestin.

L'électrolyse employée dans le traitement des fibromes, des métrites, etc., agit d'une façon rapide et fait disparaître la douleur et les hémorrhagies. Nous savons aussi combien la faradisation uni et bipolaire calme les douleurs de l'utérus et des ovaires, et combien aussi le pôle négatif excitant et hémorrhagique a d'action sur la dysménorrhée et l'aménorrhée.

Reste enfin la *cataphorèse*, c'est-à-dire l'introduction par l'électricité des liquides médicamenteux tels que la lithine, à travers les articulations, et leur action sur les empâtements articulaires et les tophus goutteux. Je dois dire cependant que cette dernière partie en est encore à sa période d'essai, mais qu'elle récompensera, je l'espère, les efforts persévérants des médecins qui s'attacheront à son étude.

PREMIÈRE PARTIE

I

CONSIDÉRATIONS GÉNÉRALES
SUR L'ÉLECTRICITÉ

L'électricité, dont l'essence intime nous est inconnue, peut être considérée comme une transformation du mouvement. Quelle soit produite par le frottement de deux corps l'un contre l'autre ou par une action chimique, elle est toujours une *quantité de mouvement*, et les diverses électricités de provenances diverses sont identiques dans leur essence.

Tout le monde sait qu'il y a deux espèces d'électricité : la *positive* et la *négative* qui sont régies par la loi suivante : Deux corps chargés de la même électricité se repoussent et deux corps chargés d'électricité de nom contraire, s'attirent.

Pour qu'un courant se produise dans un circuit, il faut qu'il y ait dans ce circuit une différence de *potentiel* c'est-à-dire d'énergie électrique.

On appelle *force électro-motrice* cette différence de potentiel.

On appelle *Volt* l'unité de la force électromotrice. Un volt est à peu près égal à la différence de potentiel qui existe entre les deux pôles d'une pile de Daniell.

Mais tous les corps qui sont traversés par un courant électrique, ne laissent pas passer ce courant de la même façon et offrent une *résistance* plus ou moins grande au passage de ce courant.

Cette résistance qu'offrent les tissus au passage du courant électrique doit être parfaitement connue du médecin électricien. (1)

Le muscle est le tissu le plus conducteur du

---

(1) Il peut la calculer en divisant la différence du potentiel E pour l'intensité I.

$$R = \frac{E}{I}$$

Cette résistance varie suivant les maladies.

corps humain et en représentant sa résistance par 1 on peut établir le tableau suivant :

Muscle...................... 1
Nerf...................... 2, 5
Cartilage 2, 5
Os........................ 6
Peau revêtue de l'épiderme de 100 à 500.

Un courant appliqué sur la muqueuse, par exemple, doit être dix fois plus faible que celui qui est appliqué sur la peau.

On appelle *Ohm* l'unité de résistance électrique. Cette unité est égale à la résistance d'un fil de cuivre de 50 mètres de long et de 1 millimètre de diamètre.

L'intensité d'un courant est la quantité d'électricité qui traverse un conducteur en 1 seconde. Elle est égale au rapport de la force électro-motrice et de la résistance du circuit, d'après la formule de Ohm.

$$I = \frac{E}{R} \quad (1)$$

L'unité de l'intensité d'un courant s'appelle

------

(1) De cette formule on peut tirer la valeur de E et de R.

$$E = R \times I \text{ d'où } R = \frac{E}{I}$$

Ampère. On appelle *Ampère* l'intensité du courant qui traverse un conducteur ayant 1 Ohm de résistance, lorsqu'aux extrémités de ce conducteur existe une différence de potentiel égale à 1 Volt.

$$I = \frac{1 \text{ Volt}}{1 \text{ Ohm}} = 1 \text{ Ampère}$$

Mais l'Ampère est une quantité d'électricité trop grande. Pour les applications médicales on se sert du milliampère qui est la millième partie de l'Ampère. En effet, la résistance des tissus étant très grande, une force électromotrice de plusieurs volts ne donnera pas même une intensité d'un ampère et dans ce cas la formule de Ohm est modifiée de la façon suivante :

$$I = \frac{1 \text{ Volt}}{1000 \text{ Ohms}} = 1 \text{ milliampère}$$

On appelle *Coulomb* la quantité d'électricité qui correspond au passage d'un ampère pendant 1 seconde.

Enfin l'on doit tenir compte de la *densité* du courant. Cette densité est égale au rapport de l'intensité du courant à la section du conducteur.

$$D = \frac{I}{S}$$

Cette densité est très importante à déterminer, car si l'on place une électrode d'un centimètre carré, on déterminera une eschare quand le courant sera assez fort; tandis que si l'on emploie une électrode dix fois plus large, on produira à peine une légère rougeur de la peau. C'est ainsi que dans le traitement des maladies des femmes on met sur l'abdomen une électrode très grande qui permet de donner facilement un courant allant jusqu'à 150 à 200 milliampères.

Il faut savoir aussi évaluer le travail électrique d'une machine.

On appelle *Joule* l'unité de ce travail. Le Joule est le travail fait par 1 coulomb tombant d'une hauteur de 1 volt.

Enfin il faut savoir aussi déterminer la puissance d'un courant. L'unité de puissance s'appelle Watt.

On appelle *Watt* le travail effectué en une seconde par un courant d'un volt transportant un coulomb d'électricité.

$$W = E \times I$$

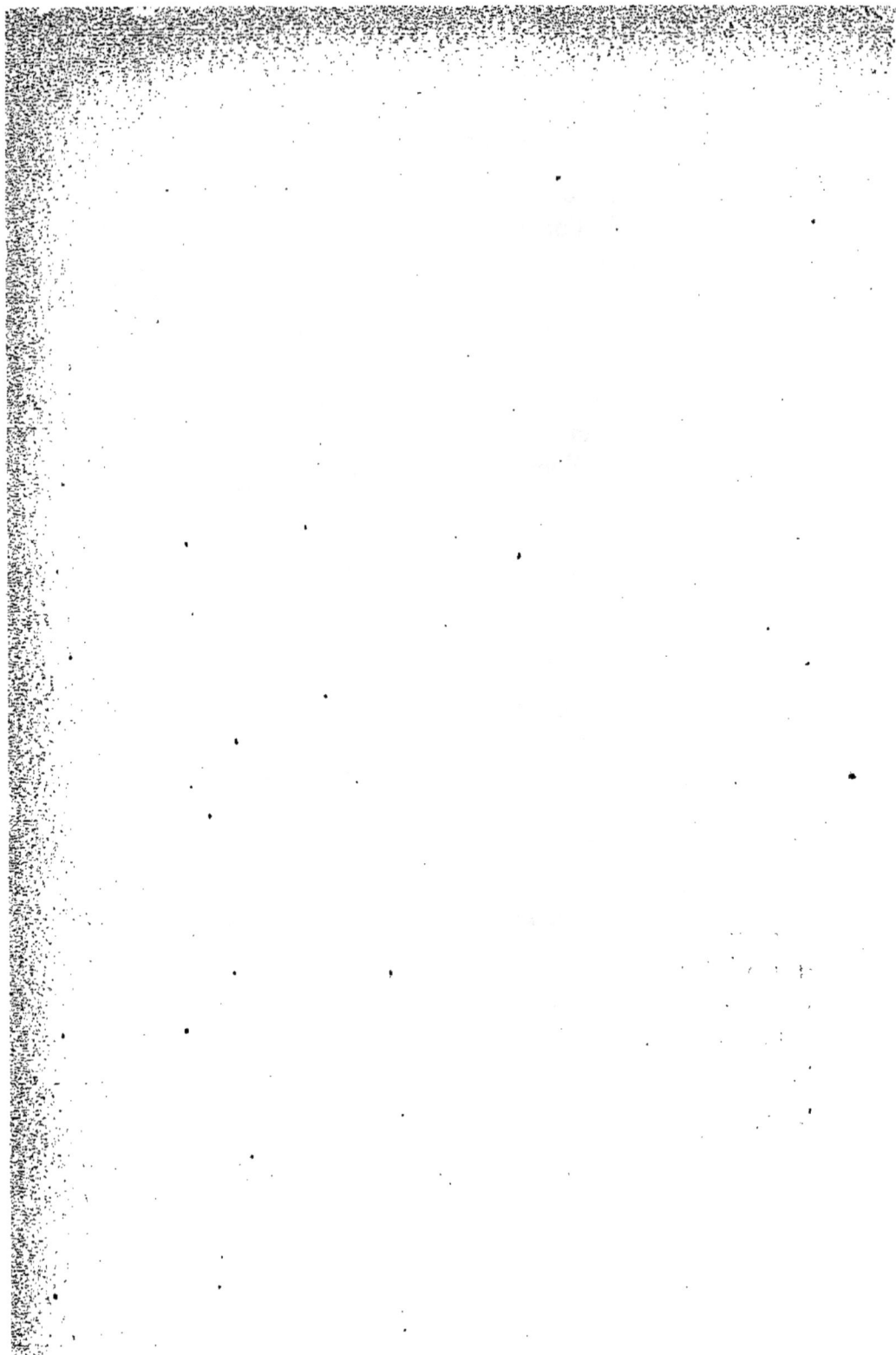

II

DIVERSES FORMES DE COURANTS
ÉLECTRIQUES

———

Le médecin peut employer cinq formes de
courants électriques :

    1° La Francklinisation ;
    2° La Galvanisation ;
    3° La Faradisation ;
    4° Les courants sinusoïdaux ;
    5° Les courants de haute fréquence.

1° *Francklinisation.*— Ainsi nommés parce
que Francklin les étudia le premier, ces courants sont aussi appelés *statiques*.

On emploie pour obtenir ces courants soit
la machine Carré, soit la machine Winshurst.
On peut, avec ces machines électriques, agir
sur l'homme de plusieurs façons différentes
et obtenir : 1° le bain statique ; 2° la douche

2.

statique ; 3° le souffle électrique ; 4° l'étincelle électrique ; 5° la friction électrique. Ces diverses manifestations du courant statique produisent des phénomènes physiologiques différents et ont une action remarquable sur les maladies par ralentissement de la nutrition.

2° *Galvanisation*. — L'électricité provient des piles. On désigne généralement ces courants par le nom de *courants continus*.

La pile transforme l'énergie chimique en énergie électrique. Dans une pile, nous trouvons un métal, le zinc, qui, sous l'influence des liquides qui le baignent, subit une action chimique et se transforme en sel. Il y a un autre métal inattaquable tel que le charbon. Le pôle positif part de ce dernier et le pôle négatif part du zinc. La formule du liquide qui baigne ces éléments varie suivant la pile. Ces courants agissent non-seulement sur les muscles et sur les nerfs, mais ils produisent aussi l'électrolyse.

3° *Faradisation*. — Elle est due à des courants d'induction découverts par Faraday. Le courant initial est produit dans l'intérieur d'une bobine appelée *inductrice* qui développe dans une autre bobine placée autour d'elle, un courant appelé *induit*. Le courant induit initial est inverse du courant inducteur, mais le courant induit d'éloignement ou final se produit dans le sens du courant inducteur.

Il faut considérer aussi les *extra-courants* qui se produisent dans le circuit inducteur lui-même.

La force du courant dépend de la longueur et de la grosseur des fils. Avec un fil court et gros on a un grand débit d'électricité ; c'est un courant de *quantité* qui agit surtout sur les muscles. Avec un fil fin et long on a un courant de *tension* qui agit spécialement sur les nerfs.

L'appareil le plus généralement adopté en médecine pour la production des courants d'induction est le chariot de Dubois-Reymond.

C'est surtout avec les courants d'induction qu'on rend aux muscles leur contractilité et qu'on fait disparaître aussi certains désordres nerveux.

4° *Courants sinusoïdaux*. — Ce sont des courants alternatifs dont la courbe varie régulièrement. La double courbe que produit ce courant en un temps donné s'appelle *courbe du courant sinusoïdal*. C'est surtout le professeur d'Arsonval qui a étudié les courants

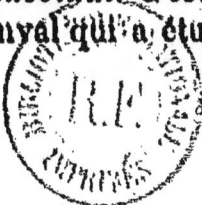

sinusoïdaux et qui a inventé, pour les produire, une machine magnéto-électrique ressemblant assez à la machine de Clarke. Dernièrement, M. d'Arsonval a fait construire une machine dynamo à courants sinusoïdaux.

Ces courants peu usités en médecine, ont donné surtout de bons résultats dans certaines atrophies musculaires ; ils produisent un massage particulier dans chaque cellule du muscle.

5° *Courants de haute fréquence.* — Ils ont été introduits tout récemment dans la thérapeutique par le professeur d'Arsonval. Les expériences de Tesla ont démontré que les courants alternatifs n'agissaient plus sur les nerfs moteurs et sensitifs quand leur fréquence dépasse dix mille alternances par seconde. Ces alternances sont produites par les décharges extrêmement rapides d'un condensateur tel qu'une bouteille de Leyde. Ces décharges sont tellement courtes qu'elles peuvent atteindre jusqu'à plus de 100 millions d'oscillations par seconde.

Ce qu'il y a de curieux, c'est que le corps de l'homme peut fermer sans danger le circuit de ces courants, mais, si au lieu d'avoir plusieurs millions d'alternances par seconde, ce courant n'en avait que quelques milliers, il serait foudroyant.

M. d'Arsonval a obtenu de remarquables effets de ces courants à haute fréquence dans le *diabète*. Mais ces courants peuvent avoir une action sur le cœur ; M. Vigouroux préfère employer les courants statiques, qui donnent aussi de remarquables résultats dans le diabète.

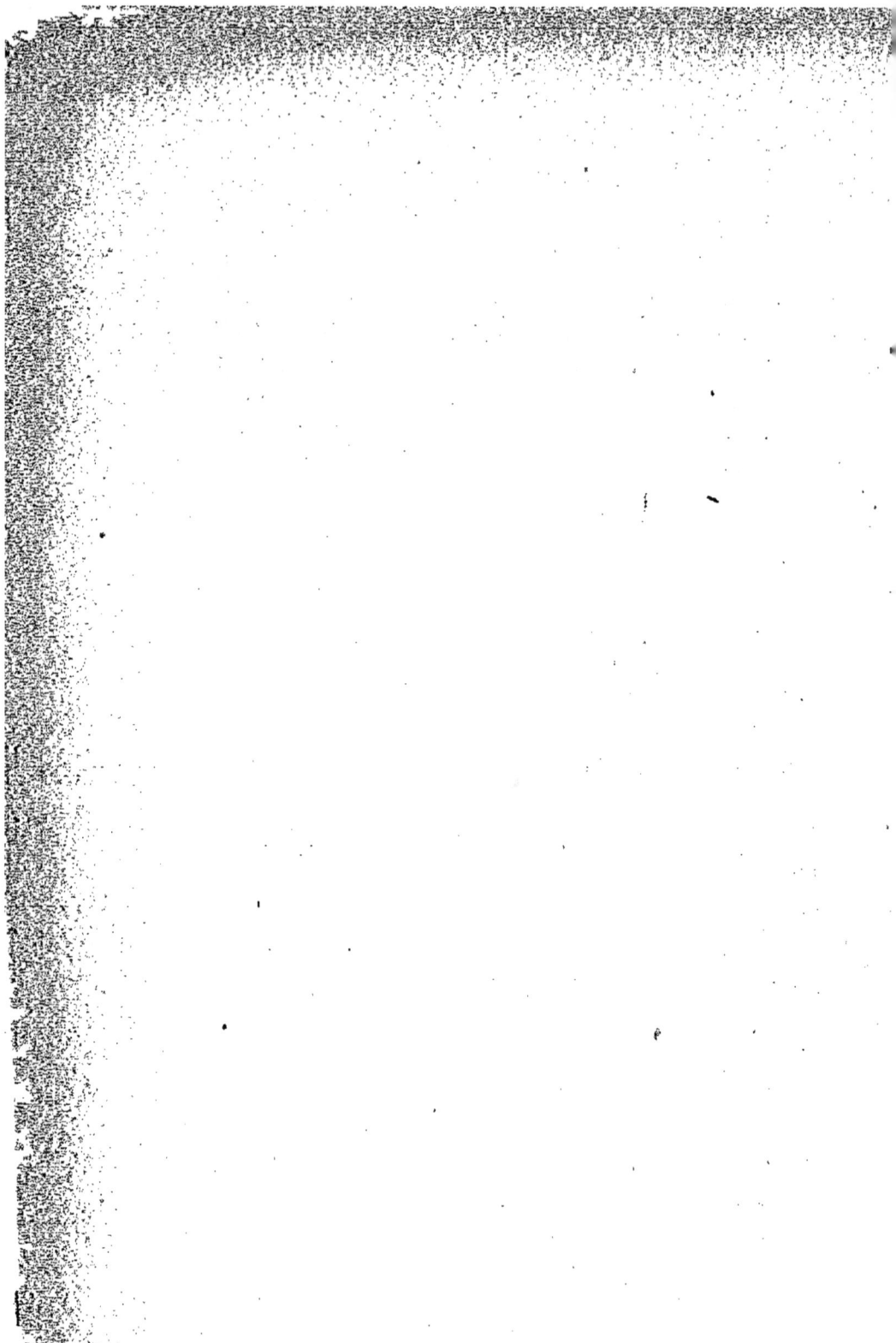

III

EXPLORATION
ÉLECTRIQUE ET ÉLECTRO-DIAGNOSTIC

A la suite d'une fracture ou d'une luxation qui ont exigé pendant quelque temps la présence d'un appareil, il arrive souvent que certains muscles se sont atrophiés et par conséquent il en résulte une gêne du mouvement. Souvent aussi un nerf moteur, trop longtemps comprimé, est lésé et le mouvement des muscles dans lesquels il se rend, est diminué.

L'exploration électrique nous renseigne parfaitement sur cette *impotence fonctionnelle* et nous indique d'une façon sûre, jusqu'à quel degré le muscle et le nerf ont été atteints.

Bien plus, cette exploration nous apprend l'époque approximative du retour du mouvement ou sa disparition à jamais.

RÉACTIONS PHYSIOLOGIQUES

1º *Courants faradiques.* — Voici comment l'on procède pour se rendre compte de l'état du nerf moteur : On place sur la nuque une large électrode indifférente reliée au pôle positif d'un chariot de Dubois-Reymond ; le pôle négatif, relié à une électrode très petite est, par l'intermédiaire de celle-ci, placé autant que possible à la racine du nerf moteur dont on veut constater l'intégrité. Les muscles, dans lesquels ce nerf se ramifie, se contractent tant que le courant passe et cela d'autant plus fortement que la bobine induite est enfoncée davantage dans la bobine inductrice.

Quand le courant est faible, le pôle négatif seul provoque cette contraction ; si le courant est fort, le pôle positif le provoque aussi mais plus faiblement que le négatif.

2º Si au lieu d'agir sur le nerf moteur, on agit de la même façon sur les divers muscles, on obtient la même contraction toujours plus faible avec le pôle positif qu'avec le négatif.

Quand on agit sur les muscles, il faut connaître le *point moteur* de ces muscles, car en appliquant l'électrode en dehors de ces points moteurs la contraction est nulle ou très faible.

La connaissance des points moteurs de chaque muscle est indispensable au médecin électricien.

2° *Courants galvaniques.* — Des phénomènes tout-à-fait différents se produisent quand, au lieu du courant faradique, on se sert du courant galvanique.

1° Si nous appliquons l'électrode positive sur la nuque et la négative sur le trajet du nerf, nous ne verrons rien se produire si nous faisons passer un léger courant de 5 à 6 milliampères. Mais si nous interrompons le courant, il se produit un *très léger tressaillement* le long des masses musculaires.

Il n'en est plus de même si l'on ouvre le courant ; il se produit alors une *secousse brève, instantanée* de tous les muscles innervés.

Les mêmes phénomènes se produisent si l'on interroge tous les muscles en particulier et c'est toujours le pôle négatif qui donne la secousse la plus forte.

En résumé, le courant faradique produit une contraction musculaire pendant toute sa durée, tandis que le courant galvanique ne produit cette contraction qu'à l'ouverture et surtout à la fermeture du courant.

Le professeur Erb a adopté certaines notations pour exprimer ces diverses réactions

électriques sur les nerfs et les muscles sains.
K désigne le pôle négatif ou *katode*, A le
pôle positif ou *anode*, O ouverture du courant, F fermeture, S secousse et Té secousse
tétanique.

Ainsi la réaction physiologique d'un nerf
sera : K F S ⪦ An F S.

RÉACTIONS PATHOLOGIQUES

Voyons maintenant les réactions que nous
produisons quand nous agissons sur un nerf
ou sur un muscle malades :

Quand c'est le nerf qui est atteint, nous trouvons dans la région innervée par ce nerf, des
troubles de la sensibilité : les piqûres sont
à peine sensibles, on distingue à peine le froid
du chaud, le sec de l'humide.

1° *Courant faradique.* — Si nous soumet-
tons un nerf malade au courant faradique,
nous ne trouvons aucune réaction des muscles
innervés par ce nerf.

De même si on interroge les muscles para-
lysés par le courant faradique, on n'obtient
aucune contraction.

2° *Courant galvanique.* — Si on interroge
galvaniquement le nerf malade on n'obtient

aucune réaction. Mais il n'en est plus de même si nous interrogeons le muscle atrophié. Au lieu d'avoir, comme à l'état physiologique $KFS \succ An F S$ nous n'aurons plus qu'une secousse à la fermeture. Mais cette secousse est particulièrement typique : Au lieu d'être rapide, comme dans le muscle sain, elle est lente, dure un temps relativement long et le muscle a à peine la force de soulever l'os sur lequel il s'attache. C'est la réaction de dégénérescence complète qui indique toujours que le muscle est complètement paralysé et ne reviendra pas à la santé. De plus la contraction de fermeture du pôle positif est aussi forte que celle de pôle négatif.

Mais dans un muscle qui n'est pas complètement paralysé, il y a un autre genre de réaction : Le courant faradique ne donne rien, mais avec le courant galvanique la secousse positive est plus forte que la négative (à l'inverse de ce qui se produit dans le muscle sain) et, qui plus est, il faut un bien moins grand nombre d'éléments pour faire contracter le côté malade que le côté sain. C'est là une réaction de dégénérescence moins grave que la première.

En résumé, l'exploration électrique des muscles et des nerfs est un vrai procédé scientifique qui renseigne immédiatement sur l'état plus ou moins malade, de ces muscles et de ces nerfs.

Nous avons vu, dans un autre opuscule, combien l'électro-diagnostic était utile dans le traitement des maladies des femmes et combien souvent il permettait de se dispenser d'une opération telle qu'une laparatomie, par exemple.

La *différence de résistance* que les tissus présentent dans certaines maladies, peut être très utile aussi à l'électro-diagnostic.

—

DEUXIÈME PARTIE

PRINCIPALES MALADIES TRAITÉES PAR L'ÉLECTROTHÉRAPIE

~~~~~~~~~~~

I

MALADIES PAR RALENTISSEMENT DE LA NUTRITION

—

Arthritisme

On désigne sous le nom *d'arthritisme*, la plupart des maladies par ralentissement de la nutrition. Dans ces maladies, la combustion des matières azotées que nous absorbons se fait d'une façon incomplète et le résidu de la combustion au lieu d'être de l'urée qui provient de la combustion complète des aliments albuminoïdes (l'urée est soluble dans l'eau et

éliminée par l'urine) est de l'acide urique qui
est un produit de la combustion incomplète de
ces aliments.

L'acide urique est peu soluble dans l'eau et
forme une poussière rouge au fond de l'urine.
De plus, comme tous les acides, il se combine
avec les bases telles que la soude, la chaux,
etc., et forme des urates qui vont se localiser
dans les tissus.

Quand ces urates se localisent rapidement
dans les muscles ou les grandes articulations,
ils produisent des *rhumatismes* musculaires
ou articulaires; quand ils se déposent dans
les petites articulations ils forment la *goutte*.
D'autres fois ils vont se déposer dans l'épais-
seur du cœur ou des artères et produisent
alors *l'artério-sclérose* ou bien dans l'estomac
et l'intestin pour produire une atonie des muscles qui constituent ces organes. Cette atonie
est la cause des *dilatations d'estomac* et des
constipations opiniâtres.

Quelquefois ce sont les reins qui sont le
siège d'un dépôt de ces urates et on a alors des
néphrites avec albuminurie.

Les maladies de la peau (eczémas) sont
produites aussi par un ralentissement de la
nutrition.

Enfin le *diabète*, ou tout au moins certaines
formes de diabète, peuvent être rangées dans la

même catégorie puisqu'on les trouve surtout chez les arthritiques.

En résumé, l'arthritisme est produit par un défaut de combustion avec excès d'acide urique.

ARTHRITISME {
  Diabète, Goutte,
  Rhumatisme,
  Artério-sclérose,
  Atonies intestinales,
  Obésité, Néphrites.
}

Il faut donc, pour combattre ces maladies, activer la combustion. L'électricité statique et les courants à haute fréquence agissent merveilleusement dans ce but, puisque chez un homme soumis au traitement électrothérapique, on voit la quantité d'oxygène absorbé augmenter ainsi que celle de l'acide carbonique et enfin, l'acide urique diminuer dans l'urine, tandis que l'urée augmente.

Diabète. — Je n'ai qu'à signaler les communications faites à l'Académie des sciences par le Dr d'Arsonval et le Dr Vigouroux au sujet du traitement du diabète par l'électricité pour convaincre tout le monde sur l'efficacité de ce traitement.

Le Dr d'Arsonval dit que les courants à haute fréquence agissent puissamment pour

activer l'intensité des combustions organiques.
Certaines formes de diabète sucré sont dans
ce cas. Dans une première observation, il cite
le cas d'un homme qui avait 620 grammes de
sucre par jour avec 11 litres d'urine. Après 42
jours de traitement, il n'y avait plus que 180
grammes de sucre et 7 litres d'urine.

Dans un deuxième cas, une femme rendait
137 grammes de sucre par jour et au bout de
quelques séances il n'y en avait plus que
38 grammes.

Le Dr Vigouroux emploie les courants statiques ou francklinisation dans le traitement du
diabète.

M. Vigouroux cite le cas d'un homme de 38
ans atteint de diabète et de paraplégie qu'il a
soigné à la Salpêtrière en 1888. Le volume de
l'urine dépassait 16 litres et la quantité de
sucre 1260 grammes par 24 heures. Après trois
mois de traitement, avec trois séances par
semaine, la paraplégie avait disparu, le sucre
réduit à 300 grammes et l'urine à 4 litres,
c'est-à-dire au quart de leur taux primitif.

De plus les courants à haute fréquence peuvent avoir une mauvaise action sur le cœur
tandis que ce n'est pas le cas pour les courants
statiques.

Rhumatismes. — Il en est de même des

rhumatismes qui sont traités par l'électricité statique. Le malade est placé pendant 15 à 20 minutes, sur le tabouret isolant, et l'on tire des étincelles le long des muscles ou des articulations malades.

Goutte. — Le même procédé opératoire est employé chez les goutteux. Les douleurs disparaissent rapidement, les empâtements diminuent. Dans les cas de tophus on peut employer la cataphorèse dont nous parlerons plus tard.

Dilatations d'estomac. — La francklinisation en dissolvant peu à peu les urates qui entourent les fibres musculaires de l'estomac rend à celles-ci leur contractilité primitive. M. Boisseau du Rocher vide préalablement l'estomac, puis il introduit dans l'intérieur de cet organe un tube ordinaire de caoutchouc souple dans lequel glisse un fil métallique isolé terminé en olive du côté de l'estomac et en boule à l'extrémité libre. Le malade étant placé sur le tabouret isolant on introduit la sonde et le médecin tient la boule à la main. L'estomac reprend assez vite ses dimensions, les digestions sont améliorées, la constipation disparaît. Le Dʳ Boisseau du Rocher fait des séances tous les jours de dix minutes chaque fois.

Atonie intestinale et constipation. — On peut employer trois procédés différents : 1° Le Dr Vigouroux emploie la francklinisation et tire des étincelles dans la fosse iliaque gauche du malade ; 2° On peut employer la faradisation ou la galvanisation en appliquant le pôle négatif à gauche ; 3° On emploie aussi la galvanisation en introduisant dans le rectum l'électrode rectale de Boudet de Paris reliée au pôle négatif. Le pôle positif est relié à une large plaque placée sur le ventre. La séance est de 7 à 8 minutes, 3 fois par semaine.

Obésité. — Au congrès de l'association pour l'avancement des sciences de 1893, le Dr Imbert de la Touche, de Lyon, a communiqué d'intéressants détails sur le traitement de l'obésité d'origine nerveuse ou anémie graisseuse. Il emploie le bain électro-statique. Voici le résumé de ses expériences : Par suite de l'équilibre apporté dans les fonctions du système nerveux, le mouvement nutritif s'accélère, les combustions des graisses sont plus actives et ces phénomènes se traduisent par une augmentation dans l'excrétion de l'urée.

En même temps les masses graisseuses se dissolvent en laissant aux chairs leur fermeté et leurs formes primitives. Les malades voient s'effacer cet embonpoint gênant qui constitue pour eux un véritable tourment.

Si la francklinisation ne suffit pas à diminuer l'obésité de la femme, on peut avoir recours à la faradisation ou la galvanisation intrà-vaginale qui décongestionne l'utérus et ses annexes et qui du même coup diminue le volume de l'abdomen.

Néphrite et Albuminurie. — Le D* Keating Hart, dans sa thèse récente présentée devant la Faculté de médecine de Paris, vante l'électrisation dans les cas de néphrite. Il fait de la bi-électrolyse chlorurée.

Il place le pôle positif sur la nuque juste au-dessous de l'apophyse occipitale externe. Le pôle négatif est placé un peu au-dessous de la région lombaire (de façon à permettre au courant de passer par le rein). L'électrode positive est assez petite, mais l'électrode négative doit être assez grande (20 cent. carrés). Il faut les tremper dans l'eau chaude salée à saturation. En moyenne 10 à 15 milliampères pendant 1/2 heure 3 ou 4 fois par semaine.

Voici les *Conclusions* que le D* Keating Hart donne :

1° Le traitement électrique est un puissant modificateur des lésions rénales dans les néphrites albumineuses chroniques. Il agit de deux manières : (*a*) par son action eutrophique, vaso-motrice et diurétique ; (*b*) par la décomposition du chlorure de sodium des électrodes et le transport de ses éléments, à travers la peau, dans l'organisme ;

2° Les fortes intensités négatives et les faibles positives appliquées sur le rein sont *vaso-constrictrices*, tandis que fortes intensités positives et les faibles négatives sont *vaso-dilatatrices* ;

3° Par l'intermédiaire du système nerveux, le pôle positif appliqué sur la nuque est diurétique à faible dose, non à haute dose ; tandis que le pôle négatif est diurétique à haute dose et non à faible dose ;

4° La quantité des chlorures éliminés par le rein est, en général, pour un même individu, en raison inverse de la quantité d'albumine et en raison directe de l'état de santé de cet individu. Leur dosage est un bon moyen de connaître le degré d'altération du filtre rénal.

MALADIES NERVEUSES

Neurasthénie.— Hystérie.— Tics.— Chorée.—
Crampe des écrivains.— Goitre exophtal-
mique. — Névralgies. — Paralysies. —
Ataxie.

———

Neurasthénie. — La neurasthénie ou épui-
sement nerveux, est une faiblesse irritable qui
se traduit par une foule de symptômes, tels
que céphalée, insomnie, dépression cérébrale,
faiblesse musculaire, dyspepsie, douleurs de la
moëlle épinière avec impuissance et sperma-
torhée.

L'électricité et surtout la francklinisation
comme le Dr Vigouroux l'emploie à la Salpétrière, donne de bons résultats.

Vigouroux s'adresse d'abord au bain électro-statique et au souffle positif qui calme
l'irritabilité nerveuse et fait dormir. Les douleurs de tête sont influencées aussi avanta-
geusement.

Les étincelles produisent aussi une réaction utile en activant la circulation de la peau.

La friction électrique s'effectue en passant plus ou moins rapidement une tige métallique, mise en communication avec le sol, sur les vêtements du malade francklinisé, en ayant soin d'appuyer. Il se produit ainsi, comme le dit le Dr Mathieu, une série de petites étincelles à travers les vêtements. C'est un moyen d'excitation excellent pour combattre les diverses manifestations de la myélasthénie et aussi les pertes séminales.

Les douleurs de la tête sont calmées aussi par la galvanisation ; le pôle positif est appliqué sur le point malade et le pôle négatif à la nuque au moyen d'une large électrode. Ce même procédé est utile dans les douleurs de la moëlle épinière.

En Amérique, Rockwel et Beard emploient la faradisation générale. D'après la loi de Holst, il faudrait employer le pôle positif quand il a hyperémie cérébrale, le pôle négatif en cas contraire.

Lorsque tous ces traitements ont échoué, Hirt conseille de pratiquer une galvanisation ou une faradisation très intenses sur les membres inférieurs. Malgré les secousses désagréables produites sur le malade, on obtient quelquefois d'excellents résultats.

Hystérie. — C'est la seule affection où l'on pourrait dire que l'électricité agit par suggestion. A la Salpêtrière, le D' Vigouroux emploie presque exclusivement la francklinisation. Le bain électro-statique est employé trois fois par semaine pendant quinze minutes. Sous son influence, l'appétit revient, les attaques diminuent. Quand il y a anesthésie on voit la sensibilité revenir peu à peu et, à partir de ce moment, la malade n'est plus hypnotisable.

Les points douloureux sont traités aussi par les courants continus ; le pôle positif est appliqué sur ces points et le pôle négatif avec une large électrode appliquée sur la nuque.

Le courant faradique est employé aussi dans les anesthésies ; mais il faut que ces courants, aussi bien que les courants galvaniques, soient très faibles.

Tics convulsifs. — Les résultats ne sont pas brillants, et il faut, pour le médecin et le malade, beaucoup de patience avant d'arriver à une amélioration. On obtient cependant quelquefois une guérison complète.

Dans le cas de tic de la face on applique l'électrode positive sur le tronc du facial et l'électrode négative sur la nuque.

Chorée ou Danse de Saint-Guy. — La

francklinisation donne des résultats merveilleux. J'ai vu, à la Salpêtrière, des enfants qui, depuis plusieurs mois, avaient été soumis à l'action des bromures, des bains sulfureux, etc., être guéris radicalement au bout de quelques séances faites sur le tabouret électrique. On le soumet d'abord au bain électrique pendant dix minutes, puis on fait une rapide friction électrique sur les organes ayant des mouvements choréiques. On termine par une douche statique d'une durée de cinq minutes. Dans les cas rebelles il faut de 12 à 15 séances pour obtenir la guérison.

Crampe des écrivains. — Le meilleur traitement est la francklinisation que l'on emploie à peu près comme pour la chorée. Quelquefois cependant, on emploie la galvanisation et l'on promène une électrode positive sur tous les muscles moteurs du bras et de la main.

Goitre exophtalmique. — Tous les courants électriques ont été employés au traitement du goitre exophtalmique ou maladie de Basedow.

Le Dʳ Potain se sert du courant galvanique; il met le pôle positif à la région latérale du cou et le pôle négatif sur la partie antérieure correspondante de la poitrine, de façon à embrasser une grande partie du pneumo-gastrique.

L'intensité varie de 5 à 20 milliampères, la durée de 5 à 6 minutes, trois fois par semaine. Le Dr Potain a obtenu de bons résultats par ce procédé.

Vigouroux, se sert des courants faradiques et publie une série de cas guéris ou améliorés. Il faradise : 1° l'orbiculaire des paupières ; 2° le ganglion cervical du sympathique; 3° la région précordiale. Pour l'orbiculaire il met une électrode en forme d'olive sur le point moteur, l'électrode neutre est placée sur la nuque; il fait passer le courant jusqu'à ce qu'il y ait une contraction du muscle.

Il place de même la petite électrode sur le ganglion cervical du sympathique qui est à l'angle de la machoire inférieure, entre l'os hyoïde et le bord antérieur du sterno-mastoïdien.

Pour la région précordiale, il emploie une électrode assez large appliquée sur la pointe du cœur. Le courant doit passer trois minutes. Beaucoup de médecins préfèrent le courant galvanique qui a une action plus directe sur le goître qui est ramolli et qui diminue de volume.

Le tremblement, les battements du cœur, l'exophtalmie et enfin les transpirations sont diminués peu à peu.

Névralgies. — Les névralgies sont améliorées et souvent guéries par les courants électriques, surtout quand elles sont récentes. On met généralement l'électrode positive sur le point malade et l'électrode négative sur un point quelconque.

Dans la *sciatique* l'électrode négative très large est placée à l'émergence du nerf sciatique et l'électrode positive au-dessous du mollet ; la durée de la séance est de 8 à 10 minutes et l'intensité de 20 à 30 milliampères.

Dans toutes les névralgies on doit faire des séances tous les jours.

Paralysies. — C'est surtout dans l'étude du diagnostic et du pronostic des paralysies périphériques, qu'il faut connaître les diverses réactions que les nerfs et les muscles présentent aux courants électriques.

Il y a ici trois cas à considérer : 1° les cas bénins, où les nerfs et les muscles sont un peu moins excitables qu'à l'état normal, aux courants galvaniques ou faradiques ; 2° les cas plus graves, où il faut plusieurs mois pour reconquérir l'excitabilité ; il y a ici diminution d'excitabilité pour le nerf mais augmentation d'excitabilité pour le muscle soumis au courant galvanique ; 3° cas très graves, où nous trouvons la réaction de dégénérescence complète.

On emploie surtout la galvanisation avec le pôle positif sur le nerf malade, le pôle négatif sur la nuque; au bout de quelques jours on intervertit la place des courants. Le pôle positif qui est sédatif, améliore la névrite, tandis que le pôle négatif, qui est excitant, rend la tonicité au nerf. Au bout de quelque temps on emploie le courant faradique avec le balai excitant.

On peut employer la galvanisation rythmée et la francklinisation avec étincelles.

Nous ne passerons pas en revue les diverses sortes de paralysie; telles que la paralysie faciale, la paralysie saturnine, la paralysie radiale, alcoolique, arsenicale, infantile, etc. Chacune d'elles exige cependant un modus faciendi spécial que doit connaître le médecin électricien.

Tabes dorsalis ou ataxie locomotrice. — J'ai vu employer l'électricité statique par le Dᵉ Vigouroux à l'hospice de la Salpétrière, mais sans beaucoup de résultats; à peine ce genre d'électricité augmente-t-il un peu les forces et fait disparaître les contractions du sphincter anal.

. Le professeur Teissier, de Lyon, emploie le courant galvanique. Ce courant s'emploie le long ou en travers de la moëlle; on se sert

de larges électrodes de 5o à 15o centimètres
carrés avec une intensité de 15 à 20 milliampères, pendant 10 minutes. On galvanise aussi
le sympathique cervical en appliquant le pôle
positif en cas de douleur, et on fait la galvanisation négative du crural et du sciatique.
On peut faire aussi l'application du pinceau
faradique sur le tronc pendant 5 à 20 minutes.

Mais le traitement électrique *ne guérit pas*
le tabes, on obtient une amélioration des
douleurs, des troubles oculaires et de la faiblesse des membres.

III

MALADIES DES ORGANES GÉNITO-URINAIRES

Incontinence d'urine. Paralysies de la vessie. Impuissance. Rétrécissements.

Incontinence d'urine. — Elle est produite par le relâchement et la faiblesse du sphincter urétral.

Les procédés électriques employés pour la guérison de cette affection sont multiples.

1° *Koster*, emploie le courant faradique interrompu, le pôle négatif introduit dans l'urètre et le positif sur la symphyse du pubis. Au commencement le courant est très faible, puis on l'augmente peu à peu, on le laisse agir ainsi pendant trois minutes, et on le diminue ensuite jusqu'au minimum, on l'augmente encore pour le diminuer de nouveau. Dans quelques cas, une séance suffit pour amener la guérison. Kostër a appliqué ce traitement dans 20 cas et a obtenu 19 guérisons ;

2° *Steavenson* se sert de la galvanisation. Il place le pôle positif sur le périnée, tandis que le pôle négatif est placé sur les lombes. L'intensité est portée de 8 à 10 milliampères et les séances qui durent 10 minutes ont lieu tous les deux jours ;

3° *Félix Guyon* emploie la faradisation et agit sur le sphincter vésical en communication avec l'électrode négative par un fil conducteur isolé. Le pôle positif est placé sur l'abdomen. La durée de la séance est de 3 ou 4 minutes. La guérison est rapide ;

4° Le *Docteur Bordier*, de Lyon, emploie les courants statiques induits ou courants de Morton. Le malade est sur une chaise non isolée. La chaîne de l'un des condensateurs traine sur le parquet et l'autre est reliée à la sonde introduite dans le canal comme celle de Guyon.

Les pôles de la machine sont rapprochés de façon qu'il se produise entr'eux de 7 à 10 étincelles par seconde.

Paralysies de la vessie. — Elles se traitent à peu près de la même façon que les incontinences d'urine.

Impuissance sexuelle. — Le Dr Althaüs, de Londres, énumère dans la *Semaine Médicale*, les meilleurs procédés galvanothérapiques à employer dans les cas d'impuissance, d'origine cérébrale ou médullaire.

Dans la forme fréquente, due à une timidité insurmontable, à une auto-suggestion, le courant galvanique doit agir sur les centres réflexes du mésocéphale et du lobe occipital. On applique une électrode circulaire, de cinq centimètres de diamètre, sur chaque apophyse mastoïde et on laisse passer pendant 5 minutes un courant de 2 ou 3 milliampères. Puis on place le pôle positif sur l'occiput tandis que la main du patient tient le pôle négatif.

Dans l'impuissance d'origine spinale, deux cas peuvent se présenter :

1° S'il y a hyperexcitabilité de la moëlle lombaire produisant une *émission trop rapide de la substance séminale*, on applique l'électrode positive ayant 10 centimètres de longueur sur 6 de large, à la région lombaire de la moëlle, et l'autre électrode carrée à l'épigastre. On fait agir pendant 5 à 7 minutes un courant de 5 à 10 milliampères. Dix à douze séances suffisent pour amener la guérison ;

2° S'il y a parésie de la moëlle lombaire,

c'est le pôle négatif excitant qui est appliqué sur les lombes.

Spermatorrhée. — On emploie la galvanisation en plaçant l'électrode positive au périnée et l'électrode négative à la région lombaire. On fait passer un courant de 10 à 20 milliampères pendant 7 à 8 minutes.

Orchites. — Le Dr Boyland (de Baltimore) a obtenu la guérison d'une orchite tuberculeuse, grâce à un traitement électrique suivi pendant neuf semaines et qui consistait en des applications quotidiennes de 10 minutes de durée d'un courant galvanique de 10 milliampères. Le pôle positif était placé sur l'endroit malade et le pôle négatif sur le cordon spermatique du même côté.

C'est le Dr Picot, de Bordeaux, qui a le premier essayé de traiter galvaniquement les orchites. Le Dr Duboc, de Rouen, conseille d'humecter les électrodes avec une solution iodurée à 20 pour 100, et de les placer en avant et en arrière de l'organe malade. Il a obtenu de bons résultats par ce procédé.

Rétrécissements de l'urètre. — Nous ne parlerons pas de l'électrolyse linéaire employée surtout par le Dr Fort. Tout le monde connaît ce procédé d'électrolyse ; nous arrivons de suite à la méthode de Newmann qui tend à se créer une place de plus en plus grande dans la thérapeutique des rétrécissements.

Newmann fait une dilatation progressive au moyen d'olives métalliques fixées à l'extrémité d'une bougie au centre de laquelle se trouve un fil métallique relié au pôle négatif d'un appareil galvanique. L'olive est elle-même précédée d'une bougie conductrice.

On fait passer un courant de 2 à 5 milliampères quand l'olive est arrivée à toucher l'endroit rétréci, on franchit lentement celui-ci et on revient doucement en arrière.

On met ensuite un numéro de plus en plus fort.

Ce traitement est presque indolore et n'expose à aucun accident. On fait généralement 4 à 5 séances avec 4 à 5 numéros différents.

Le Docteur Gilles, de Marseille, a publié une excellente monographie des rétrécissements de l'urètre par la méthode Newmann.

Il a obtenu de brillants succès par l'emploi de ce mode de traitement.

IV

MALADIES DE LA PEAU

Prurits. — Eczémas. — Lupus. — Sycosis. Sclérodermie. — Verrues. — Epilation.

Prurits cutanés. — Le traitement des prurits par l'électricité, est employé depuis quelques années seulement par MM. Doumer et Leloir, de Lille.

C'est le souffle électrique qui leur donne les meilleurs résultats.

Le prurit généralisé est moins bien influencé que le prurit localisé. Le malade est placé sur le tabouret isolant relié à une machine statique. On approche une pointe métallique située à l'autre pôle de la machine. Cette pointe éloignée de 10 à 15 centimètres est promenée, à cette distance, sur toute la surface malade. La durée de la séance est de 15 minutes.

Eczémas. — L'eczéma, est traité à peu près de la même façon que le prurit cutané par MM. Doumer et Leloir. Sur 5o cas traités il y a eu 48 guérisons, mais la durée du traitement varie suivant les cas plus ou moins anciens.

En Amérique, le D' Monell traite aussi les eczémas par la francklinisation, avec une machine à grand débit.

Les D'' Gautier et Larat emploient les bains hydro-électriques, et le D' Oudin les courants à haute fréquence.

Lupus. — C'est ici que l'électrolyse cuprique interstitielle du D' Gautier donne de bons résultats. Une aiguille en cuivre, reliée au pôle positif d'une machine galvanique est enfoncée dans le lupus, tandis que l'électrode négative est placée sur la nuque ; on fait passer un courant de 5 à 10 milliampères pendant 5 à 6 minutes. L'oxychlorure de cuivre qui se forme s'infiltre à travers le tissu malade.

Le D' Hann, de Gladenbach, se sert de deux aiguilles en platine iridié, reliées aux pôles positif et négatif. Chacune d'elles est enfoncée dans un noyau de lupus différent. Les aiguilles sont laissées en place 20 à 3o secondes avec une intensité de 5 à 15 milliampères. Au bout de quelques séances, quand les noyaux

sont recouverts d'un tissu cicatriciel, on se
sert d'aiguilles plus longues et enfoncées horizontalement.

Les médecins allemands Lahmann et Zie-
gelroth concentrent, par un miroir sur la
région lupique, les rayons d'un arc voltaïque.
Les séances sont faites tous les jours pendant
une demi heure.

Sycosis. — Cette affection désagréable et
rebelle, qui siège surtout entre les poils de la
barbe, a été traitée avec efficacité par le D^r
Boisseau du Rocher.

Il implante 10 à 15 aiguilles d'argent sur les
divers points malades. Ces aiguilles sont reliées au pôle positif galvanique et le pôle
négatif est placé sur la nuque. La séance est
faite trois fois par semaine pendant 10 minutes.

Il se forme de l'oxychlorure d'argent qui
est entraîné par le courant et s'infiltre à travers les tissus.

Sclérodermie. — C'est un épaississement de
la peau produit par un défaut de circulation.
On peut employer plusieurs procédés :

1° Le courant galvanique avec pôle positif
placé sur le point malade et le pôle négatif
à côté. Les électrodes sont déplacées de

temps en temps et la séance dure au moins un quart d'heure ;

2° Le Dr Boisseau du Rocher emploie des décharges d'électricité statique sous forme de petites étincelles frappant le même point ; au bout de quelques séances, la circulation reparaît.

Ce qu'il y a de curieux, c'est que la résistance électrique présentée par les points sclérosés est très grande. Elle est de 4 à 5 mille ohms, tandis qu'à l'état normal la peau offre une résistance de 2500 ohms environ.

Verrues. — C'est le Dr Debédat qui a le premier employé le traitement électrolytique des verrues. On place une électrode indifférente au voisinage de la verrue, elle est reliée au pôle positif. Une aiguille en platine ou en acier est reliée au pôle négatif. Cette aiguille traverse horizontalement la verrue. L'intensité est amenée peu à peu à 4 milliampères. La verrue blanchit et on ramène alors le courant à o. La durée est de 2 à 3 minutes pour chaque verrue. Au bout de 7 à 8 jours la verrue se détache et tombe sans laisser de cicatrice.

Épilation par l'électrolyse. — L'esthétique a quelquefois recours à l'électrothérapie et, dans certains cas, elle n'a qu'à se louer des résultats obtenus.

Les poils qui croissent sur le visage ne sont pas faits pour rehausser la beauté de la femme... au contraire, et l'on comprend très bien que beaucoup d'entr'elles veuillent s'en débarasser.

Le Dr Brocq, de l'hôpital St-Louis, est le promoteur de l'épilation électrolytique. Il agit avec des courants faibles, de façon à ne former aucune cicatrice sur la peau.

Voici comment opère aujourd'hui le docteur Brocq : le collecteur de la machine galvanique est mis sur le nombre d'éléments qui correspond à l'intensité qu'il veut obtenir. Cette intensité est de 2 à 3 milliampères pour les régions délicates et sensibles (la partie la plus sensible est le point de la lèvre supérieure placé sous le nez) et 4 à 5 milliampères pour les autres parties. L'aiguille en acier ou en or est introduite dans le follicule pileux et reliée au pôle négatif, tandis que le pôle positif est relié à un cylindre de charbon que le malade prend à la main et qu'il lâche quand le médecin juge que la destruction du poil est complète.

Les aiguilles du Dr Brocq sont recourbées et ont un petit arrêt métallique. Il opère très lentement et n'enlève les poils que de distance

en distance, de façon à ne pas agir sur le
même point pendant la séance. Il met au
moins 2 ou 3 mois pour traiter le menton ou
la lèvre supérieure, et il n'enlève que 40 à 50
poils par heure. Sur 100 poils il n'y a de la
récidive que pour 5 ou 6.

Les médecins américains font, avant l'opération, passer de la cocaïne à travers la région
à opérer, et cela au moyen d'une électrode
imbibée de cette solution. La cocaïne est en-
traînée par le courant électrique dans l'épais-
seur des tissus.

Le D' Dedébat se sert d'aiguilles *mousses et
recourbées.* Il évite de se servir d'aiguilles
pointues car, dit-il, la pointe pourrait perfo-
rer la paroi du follicule pileux et pénétrer
dans les tissus, loin du point à atteindre.
Cette aiguille mousse est reliée à un porte-
aiguille relié lui-même au pôle négatif.

Voici comment on doit opérer l'épilation
électrolytique :

La malade est assise sur une chaise à
dossier et bien exposée à la lumière
solaire. L'électrode positive est placée sur
la nuque. Le médecin saisit le poil avec une
pince à épiler, le tire légèrement et enfonce
l'aiguille à épiler dans le bulbe pileux en suivant la direction du poil. Il s'arrête quand il
sent un peu de résistance. Puis il fait agir la

manette du collecteur jusqu'à ce que l'intensité du courant arrive à 3 ou 4 milliampères ;
il s'arrête au bout de 5 à 6 secondes, quand il
voit une bulle blanche se former à la base du
poil. Il ramène la manette à o, puis avec la
pince il opère une légère traction qui entraîne
le poil au dehors.

En résumé il faut, d'après Debédat :

1° Ne pas employer d'aiguille pointue ;
2° Ne jamais relier l'aiguille au pôle positif ;
3° Ne pas employer un courant trop fort ;
4° Ne pas enlever des poils trop voisins ;
5° Ne pas fermer ou ouvrir le courant trop
brusquement.

V

MALADIES DES SYSTÈMES CIRCULATOIRES
ET LYMPHATIQUES

**Nœvi. — Angiomes. — Anévrysmes. —
Ulcères variqueux. — Lymphangiómes.
Adénites chroniques.**

Nœvi materni. — Les nœvi, appelés aussi taches érectiles *taches de vin* sont très bien influencés par l'électrolyse. La difficulté consiste à rendre à la peau son aspect normal ; on arrive cependant à obtenir une cicatrice blanchâtre qui diffère peu de la couleur de la peau.

Le docteur Foveau de Courmelles emploie, à l'hôpital St-Louis, l'électrolyse positive multiple. Le fil qui vient du pôle positif se divise en plusieurs branches terminées chacune par une aiguille qui est enfoncée dans la tache.

Les résultats sont assez longs à obtenir, car il faut opérer ici une vraie transformation de la peau. L'intensité ne doit pas dépasser 10 à 12 milliampères.

Le Dr Boyet, de Bruxelles, n'emploie qu'une seule aiguille en platine. Il enfonce cette aiguille, reliée au pôle positif, jusqu'au niveau de la couche pigmentée en la dirigeant un peu obliquement ; puis il fait passer un courant de 7 à 10 milliampères. On voit une zône anémique se produire autour de l'aiguille et en même temps il se forme un peu d'écume à son point d'entrée. Lorsque le courant a passé 30 secondes, on ramène l'intensité à o, puis on enfonce l'aiguille un peu plus loin. Le lendemain, la partie opérée devient un peu plus sombre que le reste de la tache, puis, au bout de quelques jours, elle devient noire et l'eschare se détache sans hémorrhagie et sans suppuration.

On divise la tache en plusieurs parties que l'on opérera successivement.

Le nœvus guéri, il reste quelquefois dans l'intérieur de la cicatrice des points noirs qui ont échappé à l'action destructive de l'électrolyse. Que faire alors ?

Le Dr Bayet recommande de faire sur ces points des scarifications quadrillées linéaires.

Le Dr Heins recommande de faire alors de

la monopuncture négative sur ces points rebelles, en employant un courant de 10 milliampères.

Les séances d'électrolyse doivent être faites deux fois par semaine avec une très grande régularité; on obtient à la place du nœvus une peau blanche, lisse et régulière.

Angiomes. — Ici l'électrolyse donne des résultats merveilleux; les tumeurs sanguines disparaissent peu à peu en laissant une cicatrice blanchâtre différent peu de la peau.

On doit se hâter d'opérer l'enfant qui porte une tumeur de ce genre, car la cicatrice se modifiera peu à peu et finira par ne plus reparaître.

Le Dr Redard, chirurgien du dispensaire Furtado-Heine à Paris, emploie le pôle positif à fils multiples terminés chacun par une aiguille enfoncée dans l'angiome; le pôle négatif est représenté par une plaque circulaire percée à son centre d'une ouverture qui embrasse la tumeur.

L'intensité du courant doit être portée de 50 à 60 milliampères.

Le Dr Heins, dans sa thèse, préconise l'emploi de l'électrolyse positive avec une seule aiguille.

Le Dr Bergonié, de Bordeaux, emploie des

courants assez puissants avec deux aiguilles
en platine iridié et recouvertes, à partir de
quelques millimètres de leur extrémité, d'un
vernis à la gomme laque qui protège la peau
de l'action électrolytique ; les 2 aiguilles sont
enfoncées parallèlement et ne doivent pas se
toucher dans l'intérieur de la tumeur. Elles
sont reliées, l'une au pôle positif, l'autre au
pôle négatif. L'intensité du courant peut aller
jusqu'à 40 à 60 milliampères, la durée de 10
minutes.

Avant de retirer les aiguilles, on renverse
le courant pour éviter les hémorrhagies.

Il se produit, dans cette électrolyse des
tumeurs sanguines, des actions curatives dues
aux phénomènes chimiques qui se manifestent
à l'extrémité des électrodes. Sous l'influence
de ces phénomènes, la fibrine et l'albumine du
sang se coagulent. L'action coagulante est
beaucoup plus considérable au pôle positif.

Anévrysmes. — L'électrolyse employée dans
le traitement des anévrysmes ne donne pas
toujours de brillants résultats, mais très souvent elle soulage et améliore. La méthode à
employer est celle qui a été préconisée par le
professeur Dujardin-Beaumetz en 1877.

Voici la technique opératoire : On enfonce
dans la tumeur, à une profondeur de 3 centi-

mètres un aiguille de fer de 6 à 7 centimètres de longueur et recouverte, sauf à l'extrémité, d'un vernis à la gomme laque.

Cette aiguille est reliée au pôle positif, et le pôle négatif à une électrode indifférente appliquée dans la région dorsale.

Le courant est amené peu à peu jusqu'à 50 milliampères, et on l'y maintient pendant 40 à 50 minutes. Le courant ramené à o, on retire l'aiguille, et le malade est soumis au repos le plus absolu. On ne doit jamais employer le pôle négatif.

Ulcères variqueux. — L'emploi des courants faradiques et galvaniques a toujours donné des résultats médiocres. Mais M. le professeur Doumer, de Lille, emploie depuis peu de temps le souffle électrique qui donne de bons résultats.

Le Dr Marquant, élève de M. Doumer, a fait paraître un ouvrage sur ce sujet ; il donne des observations nombreuses de guérison et voici quelles sont ses conclusions : 1° La sécrétion se tarit au bout de quelques séances ; 2° La douleur disparaît et la marche devient plus facile ; 3° La peau qui se forme est souple et ne présente pas la rudesse du tissu cicatriciel.

On fait habituellement trois séances par semaine avec une machine à grand débit.

Lymphangiômes. — Ce sont des tumeurs produites par une dilatation des vaisseaux lymphatiques. Quand cette tumeur siège à la joue, on emploie des aiguilles en platine iridié quand on l'attaque par la partie externe, mais si on attaque la dilatation par la partie interne, c'est-à-dire, par la muqueuse bucale on peut employer des aiguilles en acier. La technique opératoire est la même que celle employée pour le traitement des angiômes.

Adénites chroniques. — Quand les adénites ne sont ni de nature cancéreuse, ni de nature tuberculeuse, la galvanisation donne de bons résultats. Le pôle négatif relié à une plaque trempée dans de l'eau chaude contenant soit du chlorure de sodium, soit de l'iodure de potassium est appliqué sur l'engorgement ganglionnaire ; le pôle positif est appliqué à la nuque. L'intensité varie de 10 à 20 milliampères avec une durée d'environ 10 minutes.

Les résultats sont plus ou moins longs à obtenir suivant le malade.

VI

CATAPHORÈSE

ET ÉLECTROLYSE MÉDICAMENTEUSE

Rhumatismes articulaires. — Tophus goutteux Hydarthrose. — Ankyloses.

———

On appelle *cataphorèse* le transport des médicaments par l'électricité à travers les tissus de notre corps. Ce transport se fait sans décomposition des éléments qui constituent le médicament, et il a lieu dans le même sens du courant.

Les lignes de flux du courant électrique, pénétrant dans une partie du corps, se dirigent par les tissus qui offrent le moins de résistance électrique, vers l'autre électrode. Les lignes de flux transportent avec elles les substances médicamenteuses.

C'est ainsi qu'en Amérique, Richardson anesthésie un membre, en faisant passer du chloroforme à travers, grâce à un courant galvaniqu°.

La cocaïne, introduite de la même façon, peut aussi anesthésier un organe quelconque.

L'électrolyse médicamenteuse diffère de la cataphorèse, en ce que la substance médicamenteuse introduite dans les tissus est en même temps décomposée par le courant électrique. Il se produit ici des phénomènes *électro-chimiques* bien mis en évidence par l'expérience de Davy.

Trois verres placés sur une même ligne contenaient : le premier, de la potasse ; celui du milieu, de l'eau pure et le troisième, du sulfate de soude. Celui du milieu était réuni aux deux autres par deux mèches de coton imbibées d'eau. Un courant était lancé entre la potasse et le sulfate de soude. Au bout de quelque temps il y avait de la potasse dans le verre négatif et de l'acide sulfurique dans le verre aboutissant au pôle positif.

Si dans cette expérience on remplace les mèches de coton par le corps humain, les mêmes phénomènes se produisent. Cependant cette décomposition sera moins visible, car les sels ainsi décomposés subissent en route des actions secondaires sous l'influence de la *polarisation des tissus*.

D'après Imbert de la Touche, de Lyon, c'est

l'abbé Nolet qui aurait eu le premier l'idée de l'électrolyse médicamenteuse. Landais et Sterling font passer à travers la peau, de l'iodure de potassium et des sels de quinine, et Munk tue des animaux en faisant passer de la strychnine à travers la peau, grâce au courant galvanique.

De nombreux auteurs ont fait des expériences concluantes sur l'électrolyse médicamenteuse ; mais les travaux les plus récents et les plus concluants sont ceux de Labatut, de Grenoble.

D'après lui, il y a toujours décomposition électrolytique et l'eau absolument pure ne conduit pas le courant. Labatut a pris deux cuves renfermant de l'eau ordinaire dans laquelle le courant était amené par des électrodes en platine. Les mains étant plongées dans les deux cuves, un courant de 13 milliampères était établi pendant une demi heure. A chaque pôle, il trouva des matières organiques provenant des tissus.

Labatut a fait surtout des expériences sur des rhumatisants et des goutteux avec du chlorure de lithium.

Si l'on plonge les deux mains dans deux vases renfermant du *chlorure de lithium*, l'introduction ne se fait qu'au *pôle positif*, car le lithium, tendant à se porter au pôle négatif, traverse l'épiderme.

D'après le même auteur, la quantité de médicament absorbée par un organe, grâce à l'électrolyse, est bien *plus considérable* qu'il n'en absorberait si une quantité égale était introduite par l'estomac.

Cette pénétration dépend : 1° de l'intensité électrique employée ; 2° de l'étendue de l'électrode imbibée de la solution ; 3° du degré de concentration de la solution employée.

Rhumatisme articulaire. — Labatut emploie le chlorure de lithium pour dissoudre l'acide urique qui siège dans les articulations malades. En effet le lithium se combine avec l'acide urique pour former de l'urate de lithium. Or, l'urate de lithium est *cent soixante fois* plus soluble que l'acide urique, par conséquent autant de fois plus vite éliminé.

MM. Labatut, Porte et Jourdanet, de Grenoble, placent l'articulation malade dans une solution à 2 pour 100 de chlorure de lithium. Le pôle positif relié à une plaque de charbon est amené dans le bain, et le pôle négatif à une large électrode trempée dans de l'eau salée. On peut donner une intensité variant entre 20 et 60 milliampères. On fait des séances tous les jours pendant une demi heure.

M. Labatut a obtenu ainsi des nombreuses améliorations publiées dans les *Archives d'électricité médicale* de 1895.

Tophus goutteux. — On opère de la même façon que pour le rhumatisme, dans les cas de goutte ; mais de plus, M. Labatut obtient d'excellents résultats dans le traitement des tophus qui sont peu à peu dissous par l'électrolyse au chlorure de lithium.

Hydarthrose. — Le Dr Bordier (1), de Lyon, traite les hydarthroses par le courant galvanique. Il emploie une électrode se moulant exactement sur la région ou siège l'hydarthrose reliée au pôle négatif ; le pôle positif étant indifférent. Il emploie une intensité aussi grande que possible. Il a obtenu d'excellents résultats par ce même procédé dans le traitement des synovites tendineuses chroniques.

Ankyloses. — L'électrolyse médicamenteuse peut donner aussi d'excellents résultats dans le traitement des ankyloses.

Le Dr Leduc, de Nantes, imprègne ses électrodes avec du chlorure de sodium. Le pôle négatif relié à l'électrode active. L'intensité varie de 20 à 40 milliampères.

---

(1) Le Dr Bordier relate ces observations dans le savant *Précis d'Electrothérapie* qu'il vient de faire paraître et dans lequel j'ai puisé de précieux renseignements.

Je traite en ce moment un cas d'ankylose rhumatismale. J'humecte une électrode avec du chlorhydrate d'ammoniaque d'après le procédé du Dr Walker Gwyer, de New-York. Au bout de cinq séances le malade marche bien et sans béquilles ; cependant l'ankylose n'est pas guérie.

Je la soumets maintenant à l'électrolyse médicamenteuse par le chlorure de lithium et le mieux va en s'accentuant.

Chaque séance dure de 20 à 30 minutes et l'intensité varie entre 20 et 50 milliampères.

Pour terminer voici les avantages que le Dr Destot, de Lyon, attribue à la cataphorèse :

1° Elle agit au maximum d'effet au point soumis à l'action électrique ;

2° Elle retentit secondairement sur l'organisme tout entier ;

3° L'action thérapeutique dépend non seulement du courant continu, mais aussi de l'action du médicament employé. Ces deux effets sont combinés de façon telle, qu'il est impossible d'obtenir les mêmes résultats par l'action isolée de chacun d'eux.

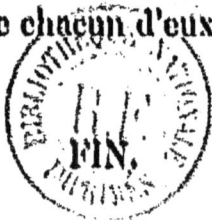

FIN.

TABLE DES MATIÈRES

———

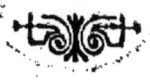